L'ANATOMIE

ET

L'HISTOLOGIE

ENSEIGNÉES PAR LES PROJECTIONS LUMINEUSES

PRINCIPALES PUBLICATIONS

DU Dʳ GUSTAVE LE BON

Ex-médecin en chef de la 2ᵉ division des ambulances militaires volantes de l'armée de Paris
Membre de la Société de médecine pratique de Paris, de la Société royale
des sciences de Bruxelles, de l'Académie impériale de médecine de
Constantinople, de l'Académie des sciences et inscriptions de
Toulouse, des Sociétés médicales de Liége, Montpellier, etc.
Chevalier de la Légion d'honneur et de l'Ordre royal de Charles III d'Espagne.

RECHERCHES SUR LA FEVE DE CALABAR, L'ANALYSE DE LA XANTHINE, etc. (Comptes rendus de l'Académie des sciences.)

LE CHOLÉRA. Nouvelles recherches sur le mode de contagion, la nature et le traitement de cette affection. Gr. in-8.

TRAITÉ DE LA MORT APPARENTE ET DES INHUMATIONS PRÉMATURÉES, 1 vol. in-18, 2ᵉ édition.

PHYSIOLOGIE DE LA GÉNÉRATION DE L'HOMME ET DES PRINCIPAUX ÊTRES VIVANTS. 1 vol. in-18 illustré de nombreuses gravures. 7ᵉ édition.

LEÇONS SUR LES MALADIES DES ORGANES GÉNITO-URINAIRES. 1 vol. in-8º illustré de 83 gravures et de planches en couleur. 2ᵉ édition.

HYGIENE PRATIQUE DU SOLDAT ET DES BLESSÉS. 1 vol. in-18 illustré.

OM SKINDOD OG OM FORHASTED BEGRAVELSER oversat efter originalens auden udgave af Heise adjunkt. 1 vol. in-8.

NOUVELLES RECHERCHES EXPÉRIMENTALES SUR L'ASPHYXIE (Comptes rendus de l'Académie des sciences).

LA FUMÉE DU TABAC. Recherches expérimentales sur la nature et la quantité des principes de la fumée du tabac absorbés par les fumeurs et sur les effets qu'ils produisent. In-8.

TRAITÉ DE PHYSIOLOGIE HUMAINE APPLIQUÉE A L'HYGIENE ET A LA MÉDECINE. 1 vol. gr. in-8 de 900 pages, illustré de 300 gravures (paraît par livraisons à 1 fr., chez Rothschild, 13, rue des Saints-Pères).

ACTUALITÉS SCIENTIFIQUES

—

COURS DE SCIENCE ILLUSTRÉE

Nº 4

L'ANATOMIE

ET

L'HISTOLOGIE

ENSEIGNÉES

PAR LES PROJECTIONS LUMINEUSES

—

CATALOGUE DESCRIPTIF

DES TABLEAUX QUI ONT SERVI A ILLUSTRER LES LEÇONS PUBLIQUES
D'ANATOMIE ET D'HISTOLOGIE
FAITES PAR LE Dr GUSTAVE LE BON
ET DES APPAREILS EMPLOYÉS POUR LES OBTENIR
ET LES PROJETER

PAR

Le Dr GUSTAVE LE BON

PARIS

AU BUREAU DES *MONDES* | GAUTHIER-VILLARS, LIBRAIRE
11, rue Bernard-Palissy | 55, quai des Grands-Augustins

ET CHEZ L'AUTEUR, RUE DE LA FERME-DES-MATHURINS, 29

—

1873

AVANT-PROPOS.

—

Je publie ce petit travail pour expliquer les procédés
au moyen desquels j'ai pu montrer à Paris, à un auditoire de 300 personnes, des images d'anatomie et
d'histologie de 4 à 5 mètres de hauteur d'une netteté
parfaite.

Les leçons que j'ai faites depuis le 15 novembre 1872
ont paru vivement frapper les professeurs et les médecins qui m'ont fait l'honneur d'y assister. Dans
celles qui traitaient de l'anatomie de l'homme, j'ai
rendu les organes les plus petits, comme l'œil par
exemple, visibles pour un auditoire nombreux ; dans
celles qui traitaient de la structure microscopique
des tissus, j'ai montré des coupes d'organes tel
que le rein, les os, etc. avec des grossissements de
10,000 diamètres, sans que les images aient subi la moindre déformation.

Sans doute, il y a bien longtemps qu'avec le microscope solaire ou électrique on obtient des grossissements pareils, mais toutes les personnes qui se sont occupées de ce genre de recherches savent que ces instruments, outre l'inconvénient de détruire rapidement les objets par suite de l'énorme chaleur concentrée à leur surface, ne donnent que des images *sans netteté*, à cause de la projection sur un même plan des plans différents dont se compose l'image projetée. Or, ce qui a le plus frappé les savants qui ont assisté à mes leçons, tels que MM. les docteurs : baron Larrey, Duchenne de Boulogne, Edouard Meyer, Mallez, Danet, Sales-Girons, Girou de Buzareingues, Rengade, Péan; MM. Maydieu, Lacan, etc., c'est l'extrême netteté des images que j'ai projetées.

Le secret de la netteté de ces images est fort simple. Il suffit, au lieu de projeter directement sur l'écran l'objet à grossir, de le photographier ou de l'imprimer sur verre de façon à avoir une image très-pure qu'on projette ensuite avec un appareil optique convenable. L'énoncé du problème est simple ; l'idée en est venue sans doute à plus d'un expérimentateur, mais son exécution présente bien des difficultés et ces difficultés ont semblé telles aux histologistes les plus éminents, comme M. le professeur Robin par exemple, qu'ils déclarent impossible dans les ouvrages les plus récents de photographier des images au microscope avec une netteté suffisante pour les besoins de l'enseignement.

Quant aux projections de figures d'anatomie normale, bien que beaucoup plus faciles que celles d'histologie, l'idée ne semble en être cependant venue à personne. En tout cas, je n'ai jamais ouï dire qu'un professeur d'anatomie ait employé dans ses cours ce moyen de démonstration. Je me crois donc en droit de revendiquer pleinement la priorité de ce mode d'enseignement pour l'anatomie. C'est un moyen d'instruction que je crois destiné à un grand avenir, et le succès obtenu récemment par M. le docteur Mallez dans les cours qu'il a faits à l'Ecole pratique avec mes tableaux ou avec des photographies faites d'après mes indications, ont prouvé que tous les professeurs qui aiment le progrès auront bientôt recours à ce mode d'enseignement.

Je donnerai dans cet opuscule le catalogue des tableaux qui composent ma collection avec l'indication des moyens employés pour les obtenir et des appareils nécessaires pour les projeter. J'ai fait mes tableaux d'objets microscopiques avec le concours d'un jeune savant très-habile, M. Jules Girard, déjà connu par des recherches de photographie appliquée à l'histoire naturelle, et à qui je dois les plus vifs remercîments pour l'empressement désintéressé avec lequel il a bien voulu me seconder. L'exécution des tableaux d'anatomie normale, infiniment plus facile du reste que ceux de micrographie et que je n'avais pas le temps de préparer moi-même, a été confiée à un ingénieur distingué, M. Fernique, chef des travaux graphiques à l'Ecole centrale des arts et manufactures de Paris. Le tirage des positifs micrographiques a été fait sur albumine par M. Favre, que je ne saurais trop louer pour son habileté. Mes appareils ont été construits par deux constructeurs des plus intelligents, MM. J. et A. Molteni.

Je ne saurais trop remercier, en terminant, mon excellent ami, M. l'abbé Moigno, fondateur de la salle du Progrès où ont eu lieu mes conférences. Chacun sait que ce savant est, comme l'a dit récemment l'illustre secrétaire perpétuel de notre Académie des sciences, M. Dumas, un des hommes qui ont le plus fait en France pour le progrès depuis 40 ans. Cet infatigable chercheur n'a pas cru mieux terminer sa longue et utile carrière qu'en ouvrant une salle où tous les soirs la science est vulgarisée par des projections, des expériences et tout ce qui frappe les yeux. En Angleterre, en Allemagne, en Amérique surtout, une œuvre pareille serait accueillie avec enthousiasme ; je crains bien qu'en France elle ne périsse devant l'indifférence du public.

J'ai gémi bien des fois lorsqu'en parcourant l'Angleterre, la Suisse, l'Allemagne surtout, je comparais l'ardeur avec laquelle la science y est cultivée et honorée avec l'indifférence qui lui est bien souvent réservée dans notre infortunée patrie. Et pourtant la science est reine du monde, elle seule nous régénérera un jour si nous pouvons être régénérés. Souhaitons que cette indifférence du public français pour les choses scientifiques et l'absence complète d'encouragement pour tout ce qui se rattache à la science ne soit pas un de ces symptômes fatalement précurseurs de la décadence des grands peuples.

Je suis fort loin, assurément, de partager toutes les opinions de M. l'abbé Moigno, ses convictions théologiques surtout, mais je partage au moins son ardent amour pour la science et le progrès. Ne pouvant malheureusement pas aider son œuvre avec mes ressources pécuniaires, j'ai essayé de la soutenir en faisant dans son amphithéâtre quelques leçons. Je n'ai pas à me plaindre du public qui a rempli la salle chaque fois que j'y ai parlé et a été très-bienveillant pour moi ; mais cela ne suffit pas. En Angleterre et en Amérique nous voyons les grands industriels doter richement les observatoires et fonder des établissements scientifiques destinés à l'enseignement

et aux recherches. En Allemagne, nous voyons les villes
se disputer les institutions scientifiques et les savants.
Je souhaite sans l'espérer — car ce n'est pas en un jour
que se modifient les mœurs d'un peuple — je souhaite,
dis-je, la venue du jour où il en sera de même chez
nous, et où l'on ne verra plus des savants, qui sont tout à
la fois des mathématiciens, des physiciens et des vulgari-
sateurs de premier ordre; et de plus ont le mérite d'avoir
fondé avec leurs seules ressources le premier établisse-
ment libre d'enseignement scientifique supérieur qui ait
existé à Paris; lutter contre l'indifférence des uns et l'i-
gnorante hostilité des autres, sans rencontrer, pour les
encourager, ni une parole bienveillante, ni une main
amie.

CHAPITRE PREMIER

MOYEN D'OBTENIR LES TABLEAUX TRANSPARENTS POUR PROJECTIONS LUMINEUSES.|

L'art des projections remonte au célèbre jésuite Kir-
cher, l'inventeur de la lanterne magique. Les vues projetées étaient des peintures sur verres plus ou moins par-
faites et par suite plus ou moins coûteuses à obtenir. Son
appareil n'avait guère été jusqu'ici autre chose qu'un jouet,
et ce n'est que dans ces derniers temps qu'on a commencé
à l'utiliser pour l'enseignement en projetant sur l'écran
des tableaux d'objets scientifiques.

Lorsque le microscope solaire fut inventé, on projeta
des objets microscopiques, mais ces projections ne furent
encore qu'une distraction à l'usage des gens du monde,
bonne tout au plus pour illustrer accidentellement les
cours d'une faculté. L'épaisseur des objets empêche leur
projection suffisamment nette, et la chaleur que le soleil
ou la lumière électrique condense sur eux les détruit
rapidement Le microscope solaire n'a jamais été employé

par les savants et n'a jamais conduit à une seule dé-
couverte.

Dans ces dernières années, les perfectionnements de la
photographie ont fait songer à utiliser ce mode de reproduction pour obtenir des images d'objets scientifiques
destinées à remplacer les anciens tableaux sur verre des
lanternes magiques, et à être projetées par divers appareils
optiques dont nous parlerons plus loin, mais qui tous
ne sont qu'une lanterne magique plus ou moins perfec-
tionnée.

La difficulté d'enseigner l'anatomie, et l'histologie surtout, à un auditoire nombreux, est bien connue de tous
ceux qui s'occupent de ces sciences. Elles ne peuvent être
comprises qu'à la condition que l'auditeur ait sous les
yeux les objets dont on lui parle. Or, que l'anatomie
s'enseigne au moyen de planches ou au moyen de pièces
destinées à être montrées par le professeur à ses auditeurs, il lui est impossible de rendre ces planches ou ces
pièces visibles à un public un peu nombreux, et son
enseignement est forcément incomplet. Pour l'histologie,
c'est-à-dire pour l'étude de la structure microscopique des
tissus, l'impossibilité est bien plus considérable encore.
Un coup-d'œil sur le microscope remplacerait très-avanta-
geusement une longue description du professeur, mais
comme les objets placés sous cet instrument ne
peuvent être vus que par une personne à la fois, force
est au professeur de renoncer à cet indispensable moyen
de démonstration.

Frappé de ces inconvénients, j'ai songé à obtenir sur
verre, soit par la photographie, soit autrement, la reproduction d'objets d'anatomie et de microscopie assez
nets pour être, au moyen d'appareils optiques convena-

bles, projetés en dimensions telles qu'ils puissent se voir des coins les plus reculés de l'amphithéâtre le plus immense.

Mes recherches dans cette voie ont, comme je l'ai dit dans ma préface, été couronnées d'un plein succès, et la collection d'images dont je donne plus loin le catalogue peut, au moyen d'appareils que je vais bientôt décrire, être transformée en tableaux auxquels il est facile de donner de 1 à 5 mètres de hauteur avec le même instrument.

Ma collection se compose d'objets d'anatomie qu'il a fallu réduire par la photographie pour les transformer en tableaux pour projections, et d'objets microscopiques qu'il a fallu au contraire considérablement grossir. Les procédés pour obtenir ces ceux catégories d'images sont au fond identiques, mais ils exigent des appareils très-différents, et leur difficulté d'exécution est également fort différente. Nous les décrirons donc séparément.

———

A. *Tableaux transparents représentant des objets de même grandeur ou plus petits que l'original.*

Trois procédés peuvent être mis en usage pour les obtenir.

1° *Procédé photographique.* — Supposons que nous voulions transformer en un tableau de dimension assez réduite pour être introduit dans les appareils de projections, c'est-à-dire ayant 9 centimètres environ de hauteur, un objet d'anatomie, tel qu'un squelette, par exemple, ou une planche représentant une préparation de myologie ou de névrologie avec des détails et un texte aussi com-

1.

pliqués qu'on le voudra. Il suffira d'obtenir à la chambre noire un cliché négatif de la grandeur voulue, et ensuite, par les procédés décrits dans tous les ouvrages de photographie, de le transformer en positif sur verre par transparence.

Le mode de développement des clichés est celui employé pour les portraits, c'est-à-dire qu'on développe avec le sulfate de fer et l'acide pyrogallique ; mais quand l'image à reproduire contient des hachures ou est entourée de beaucoup de texte, il faut que la reproduction soit un peu dure, et il est bon, après développement, de la renforcer avec une solution saturée de bichlorure de mercure.

Les positifs sur verre peuvent s'obtenir avec des plaques préparées au tannin, mais le procédé à l'albumine donne de bien meilleurs résultats. A Paris, MM. Favre, Lachenal et Levy se chargent de ce tirage. Il suffit de leur envoyer les clichés à reproduire.

2° *Procédé par transport sur verre.* — Si l'on voulait projeter une gravure dont la grandeur ne dépasse pas celle de la plaque qui doit être placée dans l'appareil de projection, c'est-à-dire 9 centimètres, on pourrait sans le secours de la photographie transporter cette image sur verre et avoir ainsi un résultat meilleur encore que celui fourni par la photographie, puisqu'on serait certain que l'image n'a subi aucune déformation. Supposons, par exemple, que nous voulions transporter sur verre pour la projection une de ces nombreuses gravures sur bois qui ornent les livres d'anatomie, nous procéderons de la façon suivante :

Sur la plaque de verre légèrement chauffée, on met un

fragment de térébenthine de Venise préalablement épaissic au bain-marie, on l'étend et puis on en rejette l'excédant en procédant exactement comme on le fait pour se débarras-ser de l'excès de collodion qui recouvre un cliché. On laisse sécher jusqu'à ce que la térébenthine soit presque solide, et sur la plaque recouverte ainsi d'une mince couche de ce composé on applique le côté imprimé de la feuille qui contient la gravure qu'on a eu soin de laisser séjourner d'abord un quart d'heure entre plusieurs feuilles de papier buvard légèrement hu-mectées d'eau, on l'appuie fortement sur le verre de façon à chasser toutes les bulles et on laisse sécher pendant 24 heures, on frotte ensuite légèrement et très-lentement le dos de la gravure avec le doigt mouillé jus-qu'à ce que tout le papier soit enlevé et qu'il ne reste plus que l'encre à la surface du verre. Le transport es alors terminé et il n'y a plus qu'à vernir le cliché.

L'enlevage du papier est la partie de l'opération la plus longue et la plus difficile. Avec les gravures anciennes ou celles imprimées sur certains papiers le succès est souvent difficile, mais avec les gravures qu'on imprime spécialement sur papier à report le transport est des plus faciles. **MM.** Molteni nous ont montré toutes les gravures d'un traité de physique ainsi transformées par eux en ta-bleaux pour projections. Je fais actuellement des recher-ches pour modifier ce procédé de façon à obtenir pour un prix très-minime des gravures sur verre parfaitement coloriées.

3° *Procédé par dessin sur verre dépoli.* — Ce procédé, qui est d'une simplicité extrême, remplace avec avantage toutes les démonstrations aux tableaux. Sup-posons qu'un professeur veuille montrer à un nombreux auditoire la figure schematique d'un organe ou un dessin quelconque, noir ou colorié. Il lui suffit de poser sur ce dessin une plaque de verre dépoli et de calquer sur le côté dépoli avec de l'encre, un crayon noir ou un pinceau tous les traits du modèle, puis de la transformer en une plaque de verre transparent pour projections, en la recouvrant avec du vernis copal ou du vernis à clichés.

B. *Tableaux transparents représentant des objets de dimension supérieure à celle de l'original.*

Deux procédés peuvent être mis en usage pour les obtenir. Le premier n'est à la portée que des photographes habiles et très-versés dans la connaissance du microscope, le second est au contraire d'une simplicité extrême et à la portée du premier venu, malheureusement ses résultats sont très-inférieurs à ceux que le premier fournit.

1° *Procédé photographique.* — Il est très-facile d'obtenir une photographie réduite d'un objet, mais obtenir une photographie bien nette d'un corps très-amplifié est au contraire fort difficile. Alors que dans le premier cas une imperfection sera d'autant moins visible que la réduction sera plus considérable, dans le second elle sera au contraire d'autant plus sensible que la reproduction sera elle-même plus amplifiée. Sur une préparation grossie 500 fois un grain de poussière n'ayant qu'un centième de millimètre, c'est-à-dire absolument invisible à l'œil nu, aura 5 millimètres sur la photographie, c'est-à-dire une dimension énorme qui obligera de rejeter complétement cette dernière.

Les personnes qui désirent reproduire par la photographie des images microscopiques doivent d'abord bien
apprendre l'art de la photographie et le maniement du
microscope. Ce n'est qu'aux individus possédant déjà
cette double connaissance que les conseils que nous allons
donner pourront être utiles.

L'insuccès de la plupart des personnes qui se sont occupées de photographie microscopique tient en partie à
l'imperfection des appareils dont elles font usage. Les appareils que recommandent à ce sujet les catalogues des opticiens et la plupart des ouvrages sur la matière ne sont pro-
pres qu'à éloigner complétement de cet art les personnes
qui s'en seraient occupées volontiers. Depuis le microscope
solaire jusqu'à la caisse incommode de **M.** Nachet, tous
les appareils habituellement en usage présentent le
double inconvénient d'être très-coûteux d'abord et
parfaitement inutiles ensuite. Le microscope solaire
joint à ces graves défauts celui d'exiger une pièce
spéciale et de ne pouvoir être employé que sous certaines
orientations.

Quand on possède un microscope inclinant, un pied de
photographie, dit pied de terrasse, et une chambre
noire carrée à soufflet pour demi-plaque ayant 1 mètre
de tirage, on a absolument tout ce qui est nécessaire
pour la photographie microscopique; c'est-à-dire que les
personnes qui ont un microscope et un appareil photographique ordinaire n'ont aucune dépense à faire pour
le transformer en appareil photo-micrographique.

La disposition à employer pour adapter le microscope
à la chambre noire est d'une grande simplicité; il suffit,
après avoir enlevé l'oculaire et dévissé une partie du
tube de l'instrument pour diminuer sa longueur, de

.'incliner horizontalement et de le raccorder à la chambre
r oire à l'endroit où se place ordinairement l'objectif,
au moyen d'un entonnoir flexible qu'on se procure
en coupant par la moitié une de ces grosses poires en
caoutchouc qu'on trouve chez tous les marchands d'appareils insufflateurs. Une chambre noire carrée pour
demi-plaque avec châssis multiplicateur est de dimension
parfaitement suffisante. Elle permet de faire deux images
sur la même plaque avec des poses variables, ce qui
double les chances d'obtenir un bon résultat. On peut se
contenter à la rigueur d'une chambre noire pour quart
de plaque.

Un tirage de 1 mètre est plus que suffisant. Les grossissements doivent être obtenus, non par la longueur de la
chambre, mais par les lentilles de l'objectif. La distance
à laquelle on éloigne l'écran ne suffît pas, en effet, à re-
médier à l'insuffisance de la puissance lenticulaire;
l'image prise à la base du cône formé par les rayons lumineux, après leur passage dans les lentilles du microscope, n'ayant pas plus de détails que celle prise à son
sommet.

Il faut opérer en plein soleil ou à la lumière électrique.
Je vais essayer prochainement ce dernier mode d'éclairage, que le savant inventeur du régulateur électrique, M. Serrin, m'a gracieusement offert; mais ce
moyen d'éclairage exige des appareils trop dispendieux
pour pouvoir être introduit dans la pratique.

Les rayons solaires doivent être directement projetés
sur l'objet à reproduire au moyen d'un miroir auquel il
est souvent utile de joindre un condensateur spécial. Quand
on emploie de faibles grossissements, il faut interposer
entre la lentille et l'objet à reproduire un verre bleu co-

balt qu'on se procure facilement chez tous les marchands
de lunettes, et qu'on fixe avec une petite presse, ou simplement avec un peu de cire, sous la platine du microscope. Il faut avoir plusieurs verres bleus, de teinte variable, mais jamais les superposer. M. le Dr Duchenne, de
Boulogne, qui est un des deux ou trois savants de Paris
versés dans la photographie microscopique, nous a dit
obtenir de bons résultats de l'interposition d'une cuve verticale contenant une solution de jaune d'aniline. En augmentant considérablement le temps de pose elle donne à
certains détails le temps de venir. Pour les très forts
grossissements, la lumière blanche doit être employée.

Les tableaux destinés à la projection devant être exces-
sivement nets, il faut autant que possible n'avoir recours
qu'à de faibles grossissements. Pour les pièces d'ensemble
M. Duchenne, de Boulogne, remplace les objectifs par le
petit appareil connu sous le nom de loupe de Brücke,
légèrement modifié. C'est avec cet instrument qu'ont été
obtenues les planches d'ensemble de son ouvrage sur le
système nerveux.

Le choix de l'objectif destiné à la photographie de l'objet microscopique, la mise au point de cet objet et son
éclairage constituent toute la vraie difficulté de la photo-
micrographie. Sur cent objectifs du commerce il y en
a certainement un au plus propre aux reproductions
photographiques. Il n'y a guère à Paris que deux
opticiens chez lesquels on puisse se procurer — en
les choisissant avec le plus grand soin — des objectifs
assez parfaits pour cet usage. La difficulté croît avec le
grossissement qu'on demande à l'objectif.

En théorie même aucun objectif ne serait parfait, car
ils ne mettent au point—surtout dans les forts grossisse-

ments — qu'un des plans de l'objet à reproduire ; mais quand on a un objectif avec lequel on peut mettre bien nettement un plan au foyer, on tourne la difficulté en ne mettant rigoureusement au point que celui des plans qu'on veut reproduire, sans s'inquiéter des autres qui ne viennent pas au développement de l'image, quand la pose n'a pas été trop prolongée.

Pour l'enseignement de l'histologie, le meilleur système consiste à photographier d'abord avec un très-faible grossissement l'ensemble de l'objet à reproduire, et ensuite, avec des grossissements plus considérables, les détails les plus intéressants de la préparation. Après avoir photographié par exemple une vue d'ensemble de la coupe de la moelle épinière à un faible grossissement, on photographie à des grossissements successivement plus considérables diverses parties de la préparation, de façon à pouvoir montrer ensuite, au moyen de la préparation d'ensemble, dans quelle partie de la moelle se trouvent les détails projetés sous ses yeux.

Tout l'avenir de l'enseignement de l'histologie est à mes yeux dans la reproduction photographique des préparations microscopiques. Seule la photographie pourra donner à cette science la précision que quelques médecins lui refusent aujourd'hui, en se basant sur la divergence des résultats annoncés par divers observateurs. On comprend facilement, du reste, qu'il n'y a pas de dessinateur qui puisse valoir pour l'exactitude l'appareil photographique.

Les tableaux d'histologie qui figurent dans notre catalogue sont des types destinés à montrer la perfection que peut donner ce genre de reproduction plutôt qu'un travail d'ensemble. Nous avons commencé avec le concours de M. Jules Girard un atlas complet d'histologie dont la photographie sera l'unique dessinatrice ; mais le temps seul peut mener à bonne fin une pareille œuvre.

2° *Procédé par dessin sur verre.* — Si l'on ne connaît pas la photographie et qu'on veuille cependant obtenir pour les projections un tableau transparent d'un objet microscopique, on peut dessiner la préparation sur verre dépoli qu'on rend ensuite transparent par le moyen indiqué plus haut.

Les images microscopiques peuvent être dessinées à la chambre claire où à la chambre noire. La chambre claire est l'instrument habituellement employé et le seul indiqué dans tous les ouvrages, mais son maniement exige une pratique fort longue et les résultats qu'il fournit sont souvent d'une précision contestable.

L'instrument le plus commode pour dessiner au microscope et que nous nous étonnons de ne voir indiqué nulle part, est la chambre noire. Il peut être construit par le premier venu et permet à la personne la plus ignorante d'obtenir des dessins de préparations microscopiques d'une précision rigoureuse. A défaut de chambre noire ordinaire, dont le prix, du reste, est fort minime, mais qui n'est pas très-commode, on peut en construire une très-simple, en plaçant à la place de l'oculaire du microscope un entonnoir de gutta-percha coupé à sa partie inférieure et soutenu par un de ces supports en bois connus dans le laboratoire sous le nom de support à entonnoir, ou par un support à capsule suffisamment haut. Le prix d'un appareil ainsi constitué ne dépasse pas 3 francs. On place le microscope sur la planchette qui supporte l'entonnoir, et on pose à la surface de ce dernier la lame de verre dépoli sur laquelle doit être fait le dessin ; on met au point comme à l'ordinaire. Si l'on opère en plein soleil, il est nécessaire de se couvrir la tête d'un voile pour rendre l'image plus visible. Mais si l'on dessine à la clarté d'une lampe, il suffit de baisser assez l'abat-jour pour que la lumière ne donne que sur le miroir réflecteur de l'objectif. J'ai fait construire pour une personne qui voulait dessiner habituellement au microscope avec la chambre noire une table à deux planchettes superposées. Sur la planchette inférieure on plaçait le microscope, et sur la planchette supérieure percée d'un trou le verre dépoli. Les coudes étant bien appuyés sur la table, on dessinait sans fatigue et de la façon la plus commode.

CHAPITRE II.

APPAREILS EMPLOYÉS POUR LES PROJECTIONS.

Ce qui a arrêté un peu jusqu'ici le développement de l'enseignement par projections c'était le prix des appareils en usage pour obtenir ces projections. J'ai fait fabriquer par deux constructeurs des plus habiles, MM. J. et A. Molteni, qui se mettent avec la plus grande obligeance à la disposition des savants, un appareil qui joint à son prix très-minime, malgré son exécution parfaite, cet avantage immense qu'on peut se procurer successivement et y adapter sans la moindre difficulté tous les accessoires destinés à constituer l'appareil le plus complet. Avec les instruments construits jusqu'ici il fallait ou acheter de suite un appareil fort coûteux ou un appareil imparfait dont l'échange était difficile plus tard.

Avant de décrire cet appareil, je dirai, pour les personnes qui n'ont pas les moyens de se le procurer ou qui veulent préalablement se faire une idée de l'effet que produisent les tableaux sur verre projetés, qu'on peut se contenter d'abord de l'appareil nommé *lampascope* qui ne coûte qu'une vingtaine de francs, et est simplement la lanterne magique ordinaire, mais disposée de façon à pouvoir s'adapter sur la première lampe venue. Si on l'emploie pour projeter des portraits ou des paysages, l'effet est très-satisfaisant, mais l'imperfection du système optique ne permet pas toujours de projeter avec une netteté suffisante pour l'enseignement tous les tableaux d'objets scientifiques, comme certaines planches d'anatomie, de photographie microscopique, etc. Cependant, pour un auditoire peu nombreux, on peut en faire très-utilement usage. C'est seulement sur son pourtour que l'image perd de sa netteté, mais le centre du disque est assez net pour que du texte projeté soit lisible (1).

Description d'un nouvel appareil de projection universel pour corps transparents ou opaques donnant à volonté des images de 1 à 5 mètres de hauteur avec eclairage à l'huile, au pétrole ou à la lumière oxhydrique, et pouvant se transformer à volonté en microscope solaire ou en microscope à huile ou à gaz.

Nous décrirons successivement l'appareil réduit à sa plus grande simplicité et ensuite les pièces accessoires qui peuvent s'y ajouter.

A. *Projections avec éclairage à l'huile ou au pétrole.* — L'instrument consiste en une boîte en fer dans laquelle

(1) Je crois que pour l'enseignement devant quelques personnes, l'instruction des jeunes gens dans leur famille, etc., le lampascope serait fort utile; malheureusement, tel qu'on le construit aujourd'hui; il est d'un maniement peu commode. Je fais actuellement des essais avec MM. Molteni pour tâcher de le perfectionner, tant aupoint de vue de la solidité qu'au point de vue optique. J'espère que nous pourrons le remplacer prochainement par un appareil pouvant se replier sur lui-même de façon à présenter l'aspect d'un cube de 15 centimètres de côté et qui s'adaptera sur la première lampe venue.

est placé l'appareil éclairant. Ses rayons sont projetés au moyen d'un réflecteur concave sur un système optique composé de lentilles à courbure variable de 11 centimètres de diamètre qui les condensent sur les tableaux transparents. Devant la rainure dans laquelle ces tableaux sont introduits se trouvent les verres destinés à la projection de l'image et qui consistent en un objectif de photographie quart de plaque, à long foyer choisi avec soin. L'expérience nous a montré que ces objectifs, quand ils sont bien choisis, donnent les images les plus nettes et les moins déformées. Comme ils peuvent se dévisser, on peut les employer pour la photographie. Devant cet objectif se trouve un diaphragme à ouverture variable qui permet de diminuer progressivement la lumière arrivant sur l'écran de façon que la surface blanche de ce dernier n'éblouisse pas les yeux quand on retire les tableaux. Eblouissement qui fatigue beaucoup la vue et empêche de bien distinguer les objets projetés.

Le prix de cet instrument avec lampe à huile ou à pétrole est seulement de 150 fr. Quel que soit le prix qu'on veuille mettre dans un appareil de projection, on ne pourra pas en obtenir un plus parfait au point de vue de la netteté et de la grandeur des images qu'il produit. C'est le type que je crois destiné à devenir classique pour l'enseignement. Les dimensions de toutes ses parties, les courbures de ses lentilles, celles du réflecteur, etc., ont été calculées avec le plus grand soin.

L'appareil éclairant peut être à volonté une lampe à huile ou au pétrole de 16 lignes de diamètre ; elle permet d'obtenir des images de 2 mètres de hauteur, parfaitement nettes et assez lumineuses pour être aperçues par un auditoire de 30 à 40 personnes, ce qui est très-suffisant pour la plupart des cours ; avec un auditoire plus nombreux la lumière oxhydrique ou oxycalcique est nécessaire.

Il ne faut pas croire, comme on l'a pensé longtemps, qu'en augmentant considérablement le diamètre des becs des lampes ou en augmentant le nombre de mèches, on arriverait à rendre l'éclairage des objets projetés beaucoup plus intense ; il n'en est rien. En théorie, pour que l'éclairage fût parfait, il faudrait que le système éclairant fût un point, afin que ce point pût être mis au foyer des lentilles, foyer qui lui-même n'est qu'un point. En pratique, cela est impossible ; mais l'expérience démontre que l'éclairage est d'autant plus parfait que le foyer lumineux est plus étroit, et que, quand ce foyer lumineux atteint une certaine dimension, tout ce qui dépasse cette étendue est perdu pour la projection. C'est pour cette raison que la flamme d'un bec de gaz, bien que très-lumineuse, ne vaut rien pour l'éclairage des appareils à projection à cause de sa forme en éventail.

La lampe que j'emploie dans l'appareil que j'ai fait construire pour mon usage, est une lampe au pétrole de 16 lignes, système Boital, mais on peut se servir de lampes à huile du même calibre. Je ne recommanderai particulièrement aucun système d'éclairage à huile, parce qu'aucun ne m'a paru présenter de supériorité réelle sur d'autres.

Les lampes à mèches triangulaires annoncées récemment dans un journal scientifique n'ont jamais pu être montrées aux savants qui ont demandé à les acheter, et théoriquement rien n'indique qu'elles puissent être supérieures à un autre système.

B. *Eclairage à la lumière oxhydrique ou oxycalcique.*—Pour les projections devant un auditoire nombreux, l'éclairage à l'huile et au pétrole n'est plus suffisant; il faut employer la lumière oxhydrique, qui s'obtient, comme on le sait, en projetant sur un cylindre de chaux un courant d'hydrogène allumé, et un courant d'oxygène. Le chalumeau pour obtenir cette lumière est fort simple et s'adapte à la place de la lampe ordinaire. Son prix est de 40 fr.; mais, malheureusement, le sac pour contenir l'oxygène coûte fort cher. Le prix d'un sac en caoutchouc, contenant 220 l. de gaz, c'est-à-dire la quantité nécessaire pour les projections d'une leçon d'une heure et demie, est de 95 fr. Malgré mes instances, MM. Molteni n'ont pu en faire construire de moins coûteux, présentant une solidité suffisante. Les planches formant coin entre lesquelles se place le sac coûtent 25 fr.; mais je crois qu'il est plus économique de les faire construire soi-même. Ce sont simplement deux planches de 1 mètre carré mobiles l'une sur l'autre au moyen de deux charnières. L'appareil à fabriquer l'oxygène coûte 25 fr. Avec les divers accessoires, il faut environ 200 fr. pour transformer l'appareil à éclairage à huile en appareil à lumière oxhydrique; mais alors on a pour 350 à 400 fr. un instrument parfait, qu'on n'avait réussi jusqu'ici à construire que pour un prix très-supérieur.

Nous ne parlons pas dans l'énumération précédente des appareils nécessaires pour la fabrication de l'hydrogène, car on remplace ce dernier par le gaz d'éclairage qu'on trouve maintenant partout et qu'on conduit au chalumeau avec un tube de caoutchouc ajusté sur le premier bec de gaz venu. Si l'on n'a pas d'hydrogène sous la main, nous conseillons de ne pas compliquer le matériel et la dépense en essayant de le fabriquer. Il faut employer alors la lampe oxycalcique, qui donne un éclairage un peu moins intense que la lumière oxhydrique, mais suffisant cependant dans l'immense majorité des cas. C'est une lampe à alcool placée au-dessous d'un bâton de chaux sur lequel on dirige un courant d'oxygène. Son prix est de 25 francs.

La fabrication de l'oxygène ne doit pas effrayer les personnes qui veulent se livrer aux projections pour l'enseignement. Elle est beaucoup plus simple et exige beaucoup moins de temps que celle d'une assiette de bouillon. Il faut seulement éviter de se servir de cornues en verre ou d'appareils composés de parties vissées ou soudées l'une sur l'autre. [L'instrument le plus simple et qu'on trouve chez tous les marchands d'ustensiles de chimie, consiste en une sorte de marmite en fer recouverte d'un couvercle qu'on lute sur elle au moyen d'un peu de plâtre ; on est sûr d'éviter ainsi toute chance d'explosion.

Pour fabriquer l'oxygène, on introduit dans l'appareil précédent 1 kilogramme de chlorate de potasse intimement mélangé au moyen d'un couteau de bois avec 300 grammes de péroxyde de manganèse calciné ou avec du sable de rivière également calciné. On chauffe la marmite avec un fagot, un peu de charbon ou une lampe à alcool, et lorsque le gaz qui sort du laveur communiquant avec elle rallume une allumette en ignition, on adapte le tube en caoutchouc qui le termine au robinet du sac que l'on a eu soin de bien débarrasser de l'air qu'il contenait, en l'enroulant sur lui-même, et l'on continue à chauffer jusqu'à ce qu'il soit plein. En moins d'une demi-heure l'opération est terminée ; on lave la cornue à l'eau chaude et on la fait sécher. On pourrait se servir indéfiniment du même oxyde de manganèse en le lavant pour le débarrasser du chlorure de potassium qu'il contient et le faisant sécher ensuite.

J'ai fait des essais pour remplacer l'oxygène par le protoxyde d'azote, qu'on fabrique à l'état liquide sur une large échelle en Angleterre, ce qui permet de le transporter facilement sous un mince volume, mais sa lumière ne vaut pas celle donnée par l'oxygène.

C. *Transformation de l'appareil à projections en microscope solaire ou à gaz.* — On peut, avec une dépense d'une trentaine de francs, transformer notre appareil de 150 fr. en un microscope solaire à gaz ou à huile, dont le prix habituel est de 3 à 400 fr. Il suffit, après avoir enlevé l'objectif, de visser sur le cône de cuivre qui reste annexé à la lanterne une tige spéciale destinée à supporter les objectifs microscopiques que l'on possède et la platine ou la cuve pour les objets. Une vis micrométrique sert à mettre au point. Un petit support spécial reçoit les objectifs qu'on veut y adapter et qui sont des objectifs de microscope ordinaire. Avec la lampe à huile on obtient, à condition de se rapprocher très-près de l'écran, une image fort nette, mais un peu obscure et qui n'est pas assez grande pour être vue par un auditoire nombreux. Il faut alors avoir recours à la lumière oxhydrique ou oxycalcique qui permet de rendre visible à beaucoup d'auditeurs des infusoires vivants, les habitants d'une goutte d'eau, etc. On pourrait aussi employer la lumière solaire et transformer ainsi, ce à quoi nous ne voyons pas du reste grand avantage, l'instrument en microscope solaire. Il suffirait d'enlever les quatre vis qui fixent tout le système optique à la lanterne et de le visser dans le volet d'une chambre obscure. Le soleil serait projeté sur la lentille condensatrice au moyen d'un miroir placé en dehors de la chambre et mis en mouvement avec la main ou avec une corde passant à travers un trou percé dans la cloison, afin d'économiser le coûteux appareil nommé héliostat. Un de ces petits miroirs de toilette plus longs que larges, mobiles sur un support, serait parfaitement suffisant.

D. *Projection des corps opaques.* — Avec une dépense de 12 francs on peut transformer l'appareil en un appareil de projection pour les corps opaques ; mais, pour obtenir de bons résultats, il est indispensable alors d'employer la lumière oxhydrique.

L'appareil pour projeter les corps opaques consiste simplement en une petite boîte en fer-blanc qu'on adapte à la place de l'objectif qui lui-même est vissé sur l'autre côté de la boîte. C'est sur le fond faisant face à cet objectif qu'on place les objets opaques à projeter, tels qu'un dessin colorié, un coquillage, une gravure prise dans un livre ou une photographie sur papier.

Les petites photographies dites cartes de visites donnent au moyen de cet appareil si simple de forts jolies projections. On comprend facilement l'avantage qu'il y aurait à projeter directement les photographies sur papier, qu'on se procure partout pour une somme minime, plutôt que des tableaux sur verre qu'on ne peut obtenir sans le secours du cliché primitif.

Ce petit appareil n'est autre chose que le mégascope du physicien Charles simplifié. Il remplace les appareils vendus depuis en Angleterre sous les noms de *wonder camera* et d'*aphengascope.* Si on voulait des images très-agrandies, il faudrait projeter sur l'objet la lumière fournie par deux lanternes, mais alors l'appareil deviendrait très-coûteux.

CHAPITRE III.

CATALOGUE DES TABLEAUX TRANSPARENTS POUR PROJECTIONS DU Dr GUSTAVE LE BON (1).

—

Ire PARTIE

Anatomie normale.

1. Vue des organes contenus dans le thorax et l'abdomen.

2. Divisions de l'abdomen en régions. — Vue de face

(1) Les originaux de ces tableaux ont été choisis avec le soin le plus extrême. Ces derniers sont assez nets pour donner des images de 5 mètres de hauteur, dont le texte est parfaitement visible pour un auditoire de 300 personnes. L'ensemble comprend 361 sujets en 140 tableaux et forme un atlas complet pour l'enseignement de l'anatomie et de la physiologie. L'explication des lettres des figures se trouve dans notre *Traité de Physiologie* qui paraît actuellement chez l'éditeur Rothschild, 13, rue des Saints-Pères, à Paris, en 12 séries à 1 fr. Les grandes figures d'ensemble ont demandé plus d'une année de travail et sont complétement inédites. E'les n'ont pas de lettres.

de la portion de l'appareil digestif contenue dans l'abdomen.

3. Ensemble de l'appareil digestif.

4. Coupe verticale de la bouche d'avant en arrière. — Ouverture postérieure de la bouche et muscles du voile du palais vus en arrière.

5. Régions de la face et du cou, préparées de façon à montrer les glandes salivaires. — Nerfs de la langue et des régions voisines.

6. Lèvres vues en arrière. — Muscles élévateurs de la mâchoire. —Mâchoire d'un reptile.

7. Dents de la mâchoire supérieure.— Coupe verticale d'une dent molaire et de son alvéole. — Coupe verticale d'une dent incisive de la mâchoire inférieure.

8. Nerfs des dents. — Artères des dents.

9. Fibres musculaires de l'estomac. — Vaisseaux de l'estomac, du foie et de la rate.

10. Glandes de l'estomac grossies 300 fois.

11. Parasites de la bouche. — Parasites de l'intestin : ascarides lombricoïdes, mâles-ascarides vermiculaires, femelles oxyures, mâles-ténia de l'homme.

12. Structure du foie. — Vésicule biliaire, cana cholédoque et pancréas.

13. Villosités de l'intestin de l'homme. — Follicules, villosités et vaisseaux chylifères de l'intestin.—Vaisseaux chylifères. —Vaisseau lymphatique ouvert.

14. Veines et artères de l'appareil digestif.

15. Ensemble du canal digestif pendant la digestion chez les mammifères.

16. Canal digestif des oiseaux.

17. Circulation du sang dans le cœur et dans les poumons. — Cœur divisé en deux moitiés, ouverte chacune

pour montrer les orifices auriculo-ventriculaires et les valvules.

18. Face antérieure du cœur et origine des gros vaisseaux. — Face postérieure du cœur.

19. Rapport du cœur avec les poumons. — Fibres musculaires du cœur. — Coupe transversale du cœur.

20. Rapports du cœur et de l'origine des gros vaisseaux avec les parois du thorax.

21. Vue d'ensemble de l'appareil circulatoire.

22. Vue d'ensemble des vaisseaux des principales régions du corps.

23. Direction des principales artères des membres.

24. Vaisseaux de la région antérieure du cou.

25. Veines du cou. — Artères de la face et du cou.

26. Gros vaisseaux du thorax et de l'abdomen. — Vaisseaux de l'abdomen.

27. Artères de l'aisselle. — Artères du bras.

28. Vaisseaux du pli du coude. — Artères de l'avant-bras. — Artères de la main.

29. Artères du bassin. — Artère et veine fémorale.

30. Artères de la fesse et de la région postérieure de la cuisse. — Artères du creux du jarret.

31. Artères de la région postérieure de la jambe. — Artères de la face dorsale du pied.— Artères de la plante du pied.

32. Trachée et bronches. — Divisions des bronches dans les poumons.

33. Ensemble de l'arbre aérien. — Figure schématique d'un lobule pulmonaire. — Lobule pulmonaire grossi dix-huit fois. — Vue au microscope de la coupe d'une bronche durcie à l'acide chromique.

34. Reins et vaisseaux rénaux. — Distribution de l'ar-

tère rénale dans les glomérules. — Glomérule de Malpighi dépouillée de son enveloppe.

35. Coupe verticale du rein.— Coupe verticale du rein
contenant des graviers.

36. Cristaux prismatiques de phosphate ammoniaco-
magnésien vus au microscope.—Formes diverses de cristaux d'acide urique vus au microscope. — Cristaux den-
telés de phosphate ammoniaco-magnésien vus au microscope. — Urate d'ammoniaque cristallisé.

37. Squelette de l'homme.

38. Crâne de face.

39. Crâne de profil.

40. Bassin. — Ligaments du bassin. — Diamètres du
bassin.

41. Squelette de cheval.

42. Écorché, vu de face.

43. Écorché, vu en arrière.

44. Écorché, vu de profil.

45. Muscles superficiels de la région antérieure du
tronc. — Muscles profonds de la région antérieure du
tronc.

46. Muscles de la région postérieure du tronc. — Muscles de la poitrine.

47. Colonne vertébrale. — Muscles du cou, vus en
arrière. — Muscles du cou, vus de profil.

48. Squelette du bras. — Muscles de la région postérieure du bras. — Muscles de la région profonde du bras.
— Muscles fléchisseurs de la main.

49. Squelette et articulations de la main. — Coupe verticale d'un doigt. — Vaisseaux lymphatiques d'un doigt.

50. Tendons des doigts, vus en arrière. — Tendons

des doigts vus de profil. — Tendons des doigts écartés pour montrer leur rapport.

51. Coupe de l'articulation du genou. — Fléchisseurs du pied et extenseurs du pied.

52. Face inférieure du pied. — Face supérieure du pied. — Coupe du pied d'avant en arrière.

53. Rapports du larynx avec les organes voisins. — Vue du larynx au laryngoscope. — Coupe verticale du larynx montrant les cordes vocales.

54. Cartilages du larynx vus de face. —Cartilages du larynx de profil. — Muscles du larynx.

55. Ensemble du système nerveux.

56. Nerfs des principales régions du corps.

57. Système nerveux du grand sympathique. — Nerfs émanés de la moelle épinière. — Terminaison de la moelle épinière.

58. Face supérieure du cerveau. — Face inférieure du cerveau.

59. Vaisseaux du cerveau. — Figure schématique du cerveau.

60. Coupe verticale de la tête. — Nerfs des dents. — Nerf trijumeau.

61. Nerfs de la région antérieure de l'épaule. — Nerfs de la région postérieure de l'épaule.

62. Nerfs de la région antérieure du bras et de l'avant-bras.

63. Nerfs cutanés de la région antérieure du membre inférieur. — Nerfs profonds de la région antérieure du membre inférieur. — Nerfs cutanés de la région postérieure du membre inférieur. — Nerfs profonds de la région postérieure du membre inférieur.

64. Cartilages du nez. — Nerf olfactif. — Replis de la muqueuse nasale.

65. Appareil auditif.

66. Membrane du tympan. — Os de l'oreille. — Figure schématique de l'oreille.

67. Marche des rayons lumineux dans l'œil. — Marche des rayons lumineux à travers les lentilles convexes. — Marche des rayons lumineux à travers les lentilles concaves. — Marche des rayons lumineux à travers un prisme. — Lentille concave et lentille convexe.

68. Coupe verticale de l'œil. — Vue de la région postérieure de l'œil et de l'orbite.

69. Muscles de l'œil. — Coupe verticale de l'œil.

70. Coupe de l'œil et de l'orbite. — Vaisseaux de l'œil. — Nerfs de l'œil.

71. Coupe verticale de l'extrémité d'un doigt grossie. — Coupe verticale d'un doigt. — Vaisseaux lymphatiques d'un doigt.

72. Cheveu considérablement grossi.

73. Développement des spermatozoïdes de l'homme.

74. Coupe théorique de l'œuf de poule. — Vésicules de Graff dans l'ovaire. — Vésicules de Graff et œuf humain.

75. Coupe du vagin, de l'utérus et des ovaires.

76. Développement de l'embryon. — Œuf humain dans l'utérus.

77. Circulation du fœtus. — Fœtus entouré de ses enveloppes.

78. Programme de l'ouvrage du Dr Gustave Le Bon où figurent les explications détaillées d'une partie des tableaux précédents.

MÉCANISME DE LA PHYSIONOMIE HUMAINE.

79
80
81
82
83
84
85
86
87
88
89
90
91
92
93
94
95

Ces 18 tableaux contiennent toutes les planches du magnifique ouvrage de M. le Dr Duchenne de Boulogne sur le mécanisme de la physionomie humaine. Chacun sait que l'éminent physiologiste est parvenu en électrisant des muscles déterminés à produire à volonté, chez des sujets vivants ou morts, toutes les expressions des passions. Ces expressions diverses, ainsi produites à son gré, ont été fixées par la photographie et sont une preuve indiscutable de l'exactitude de sa méthode. Notre savant confrère, afin de vulgariser chez les artistes et les physiologistes la connaissance des lois qu'il a posées, a bien voulu nous confier les négatifs de ses clichés et nous autoriser à faire figurer dans notre collection les positifs sur verre qui ont été tirés avec eux. On trouvera l'exposé des doctrines de M. Duchenne dans le chapitre de notre *Traité de physiologie* consacré à l'étude de la physionomie humaine.

IIe PARTIE.

Anatomie microscopique (1).

101. Diatomées groupées.
102. Valve de pleurosigma angulatum.
103. Navicula lyra.
104. Mélosira arenaria.
105. Arachnoïdium japonicus.
106. Triceratium.
107. Valve du coscinodiscus centralis.

Ces diverses diatomées sont d'une netteté parfaite; quelques-unes ont été cependant reproduites avec les plus forts objectifs connus

(1) Ces figures ne constituent pas, comme celles de la première

108. Diatomées surirella.

109. Trompe d'abeille.

110. Acarus de la gale du cheval

111. Puce.

112. Punaise.

113. Pou de la tête.

114. Ciron du fromage.

115. Coupe d'un piquant d'oursin.

116. Coupe de l'arbre à cire.

117. Coupe du chêne.

118. Coupe du sapin.

119. Epiderme d'une feuille de lierre.

120. Aile de stellium taseolatum.

121. Epiderme de la larve de tipule.

122. Palais du limaçon.

123. Poumon du crapaud.

124. Globules du sang.

125. Structure microscopique des os.

126. Structure microscopique des os.

127. Structure microscopique des os.

128. Coupe d'un fanon de baleine.

129. Structure microscopique d'une dent humaine (coupe verticale).

130. Aspect microscopique d'une dent cariée.

131. Structure microscopique d'une langue de chat (coupe verticale, injection).

partie, un cours complet. Ce sont plutôt des types destinés à montrer l'utilité de ce mode d'enseignement et la netteté des images qu'on peut obtenir par la photographie. A l'exception de quelques figures choisies dans la collection de M. Jules Girard, tous ces tableaux sont complétement inédits. Plusieurs ont été exécutées sur les magnifiques préparations du Dr Ordoñez qui nous ont été confiées par notre savant ami le Dr Péan.

132. Structure microscopique d'une langue de chat (coupe verticale, injection) plus fort grossissement.

133. Structure microscopique de l'œsophage du canard (coupe horizontale).

134. Structure microscopique de l'intestin grêle du chat (coupe horizontale, injection).

135. Structure microscopique du cardia du chat (coupe horizontale, injection).

136. Structure microscopique du rein (coupe verticale montrant les tubes urinifères et les glomérules de Malpighi injectés).

137. Structure microscopique de la moelle épinière (section transversale).

138. Trichines dans un muscle.

139. Cristaux d'acide urique.

140. Rétine injectée.

141. Structure microscopique de la peau du pied (coupe verticale, injection).

142. Structure microscopique d'un muscle (section transversale).

143. Muqueuse de l'intestin grêle (injection).

144. Utérus (coupe transversale, injection).

PRIX DES TABLEAUX ET APPAREILS

— Le prix de la collection d'**Anatomie normale** en 95 tableaux est de 200 francs; chaque tableau se vend séparément 2 fr. 50.

— Le prix de la collection des 44 tableaux d'**Anatomie microscopique** est de 80 francs.

— Le prix d'un **Lampascope** suffisant pour projeter les tableaux devant un auditoire peu nombreux varie de 20 à 30 francs.

— Le prix d'un grand **Appareil de projection** à huile ou au pétrole avec réflecteur condensateur et lentilles achromatiques donnant des images de 2 mètres de hauteur parfaitement nettes est de 150 francs.

— Le prix du même appareil avec lumière oxhydrique varie de 350 à 400 francs suivant les accessoires. Si l'on possède un gazomètre et une cornue à oxygène on peut pour 250 francs avoir l'appareil complet y compris la monture du microscope à gaz, le mégascope et tous les accessoires.

TABLE DES MATIÈRES

FIN DE LA TABLE DES MATIÈRES.

Paris. — Imprimerie WALDER, rue Bonaparte, 44.